AF377384

ET OBSERVATIONS RÉCENTES

SUR

LE CROUP.

Avec des réflexions sur l'inadmission au concours d'un traité sur cette maladie, publié en 1808.

Par J. Ch. Fel. CARON,

Ancien Chirurgien éléve, aide-major gagnant maîtrise des Invalides, membre du collège de la ci-devant Académie Royale de chirurgie, élu deux fois de suite Prévôt et Administrateur du collège et hospice de chirurgie de Paris, chirurgien en chef de l'Hôpital Cochin, depuis sa fondation, et membre de l'Athénée des Arts, etc.

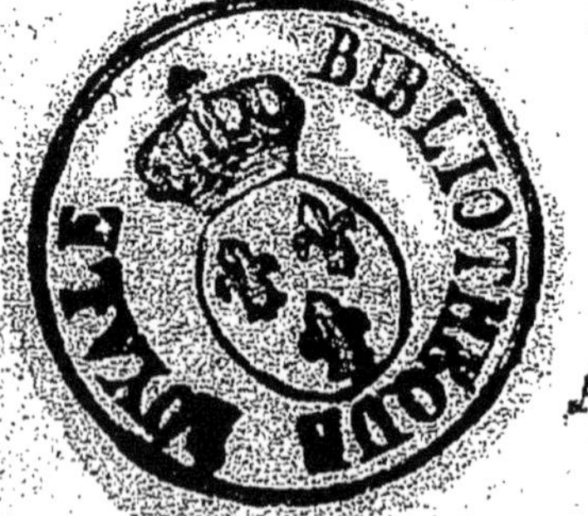

Suum cuique.

A PARIS.

Chez
{
L'Auteur, rue St.-Hyacinthe, place St.-Michel, n. 7.
Mlle Hullin, sa petite fille, de l'Académie Impériale de Musique, rue Helvétins : n. 73.
Merlin, libraire, quai des Augustins, n. 29.

DE L'IMPRIMERIE DE ROUSSEAU, RUE POUPÉE, N°. 7.

JANVIER 1810.

REMARQUES

ET OBSERVATIONS RÉCENTÉS

SUR

LE CROUP.

Avant la publicité de mon traité du Croup, on ignorait jusqu'aux moindres circonstances des phénomènes dépendans de l'existence des corps étrangers engagés dans le conduit aérien. On ne savait pas que ces corps par leur présence déterminaient une sécrétiou surabondante de mucus, et que c'était son amas qui devenait la cause efficiente des symptômes suffocatifs, et que malgré leur extraction, ces symptômes restaient les mêmes, et ne diminuaieut qu'à mesure que la surabondante sécrétion tarissait. Cette découverte date du 11 brumaire an 9 de la république ; elle est due à l'occasion que j'ai eu de pratiquer la trachéotomie sur un enfant qui avait une fève de haricot engagée dans la trachée-artère. Aussi, puis-je me flatter d'être le premier qui ai parlé catégoriquement de ces phénomènes, qui m'ont beaucoup servi pour éclairer la maladie du Croup.

Les symptômes suffocatifs dont l'enfant était at-

teint , me parurent avoir une ressemblance parfaite avec ceux que , dans ma pratique , j'avais ren-
contré chez d'autres malades saisis d'un genre
de catarre suffocatif , qui les faisait périr en
peu de tems. et au moment que j'y pensais le
moins. Dès ce moment , je regardai ces deux
maladies comme n'en faisant plus qu'une. Pour
en avoir la certitude parfaite , je consultai tous les
ouvrages sur le Croup , que je pus me procurer ;
je fixai mon attention sur les observations qui
avaient un rapport direct avec le Croup essentiel ;
j'y trouvai constamment une parfaite similitude.
Je vais rapporter succinctement le résultat de
ces remarques , en examinant séparément chaque
phénomène.

Il y a une parfaite similitude dans tout ce
qui regarde la respiration ; la difficulté de respirer , l'altération de la voix , présentent exactement les mêmes variations ; et ces variations
dépendent des différentes modifications que reçoit
l'air , en traversant le conduit aérien , lorsqu'il
est plus ou moins obstrué par une substance
quelconque ; et c'est à la quantité de la substance obstruante , à son volume , et au lieu
qu'elle occupe dans le conduit , qu'il faut attribuer ces diverses inffexions de la voix , ainsi
que le bruit du râle , qui souvent peuvent monter
du ton le plus grave , au plus aigu ; et , sans

que rien étonne , ces différentes altérations dans
le timbre de la voix , pouvant avoir lieu dans
tous les genres de suffocation , formeront la
voix rauque , glapissante , le cri imitant celui
du coq , celui de la poule , ou comme s'il
sortait d'un tuyau d'airain.

La cause de la maladie produite par la présence d'un corps étranger dans le conduit aérien ,
réside quelquefois dans le larynx ; mais, le plus
ordinairement , c'est dans la trachée-artère , et
c'est dans cet endroit que s'amasse le mucus ,
et où se fait entendre le gargouillement du râle ;
on poserait avec certitude le doigt sur le lieu
d'où il part. Le Croup a la même synonymie ,
il suffit d'avoir vu un enfant réellement atteint
de cette maladie essentielle , pour s'en convaincre
et savoir le distinguer du râle , qui appartient
aux affections des poumons.

J'ai remarqué que mon opéré portait souvent
la main sur la partie antérieure du cou ; j'avais
vu aussi cette propension chez les enfans morts
de l'espèce d'esquinancie suffocative dont j'ai déjà
parlé ; il est aussi fait mention de cette propension dans toutes les observations bien détaillées
du Croup essentiel ; mais je n'ai lu , nulle part,
que les auteurs s'en fussent occupés dans l'intention de déterminer le moment de la maladie
où ce symptôme commence à paraître. J'ai pré-

jugé que si cette propension se montrait de bonne heure, elle servirait à établir un signe diagnostic bien précieux ; mais comment faire pour acquérir cette connaissance, puisque rarement appelle-t-on un médecin dans la première période du Croup ? J'ai cru que je pourrais en avoir un éclaircissement positif, si j'interrogeais les malades, les gardes, les parens, en un mot tout ce qui les entoure. Ce moyen m'a réussi et j'ai appris que, dès l'instant de l'invasion du Croup, les enfans commençaient à se plaindre d'une gêne dans la gorge, où ils portaient souvent la main, et on m'a constamment montré la partie inférieure du larynx, la trachée-artère que j'estimai être le lieu positif, où siégeait le mal ; alors, en rapprochant les circonstances relatives aux deux cas, et en les méditant bien, je me suis pleinement convaincu qu'on pouvait regarder cette propension comme un signe pathognomonique et primitif d'autant plus précieux, que le praticien qui connaît la malheureuse terminaison de cette maladie, peut présager, de bonne heure, aux parens le triste événement qui les menace, si l'on ne se hâte de le prévenir.

Dans l'une et l'autre maladie, les rémissions, les intermissions sont exactement les mêmes, et ne présentent aucune différence.

Chez les malades attaqués de l'une ou l'autre

maladie, les accès de toux font quelquefois rendre du mucus par la bouche, par le nez ; mais la quantité est indéterminée ; serait-elle abondante, le soulagement qu'elle opère, n'est que momentané.

Les phénomènes qui se sont présentés pendant et après l'opération faite sur le jeune enfant dont j'ai déjà parlé, ne m'ont laissé aucun doute que la réplétion du conduit causait seule les symptômes suffocatifs, puisqu'ils sont restés les mêmes après l'extraction de la fève. Des expériences faites sur des animaux vivans dans le conduit aérien desquels on avait introduit des corps étrangers, ont démontré le même phénomène. Si on le compare avec celui qui, constamment, se remarque chez les croupalisés, où la plénitude du conduit s'observe, soit de leur vivant, soit après leur mort, il faudra se rendre à cette évidence que la cause efficiente des symptômes suffocatifs est absolument la même dans l'un et l'autre cas, et c'est à l'amas du mucus qu'elle est due.

Quant à la couenne membraniforme qui fait encore aujourd'hui l'étonnement des médecins, il y a tout à croire qu'elle n'est qu'accidentelle, qu'elle peut dépendre quelquefois du calorique augmenté dans le conduit aérien ; mais le plus ordinairement sa formation doit être due à l'action des acides que l'on emploie dans ces deux maladies, soit comme médicament, soit en le faisant respirer, ou en en inondant le malade dans le fort des accès suffocatifs. Une grande vérité, c'est que la chymie concrète les matières muqueuses par les acides. J'ai lu beaucoup d'observations d'enfans morts du Croup, chez lesquels on n'a trouvé nulle trace de concrétion; j'ai constamment remarqué dans le détail de ces observations qu'on ne s'était pas servi d'acides; du moins n'en a-t-on pas parlé.

On a des exemples que l'ammoniac dissout les concrétions muqueuses; d'ailleurs l'analyse chymique en fournit la preuve. En l'employant de bonne heure, ne pourrait-on pas empêcher la concrétion de se former, en donnant au mucus, à mesure qu'il s'amasse, une fluidité propre à le faire expectorer? Je rapporterai bientôt un fait qui prouvera, en quelque sorte, le salutaire effet que l'on peut en espérer.

Enfin la similitude est si grande entre les symptômes du Croup, et ceux dépendans des corps étrangers venus du dehors, que deux praticiens consommés se sont trompés, en confondant réciproquement l'existence du Croup avec la présence des corps étrangers engagés dans le conduit aérien. Cette similitude est encore confirmée par des auteurs modernes, qui en rapportant ces

deux faits , ne donnent aucun signe assez carac-
téristique , pour éviter l'erreur. J'aurai hientôt
l'occasion de reprendre cet objet, où je serai forcé
d'entrer dans de plus grands détails.

Avec des découvertes aussi précieuses sur le
vrai caractère du Croup, qui , depuis plus d'un
demi siècle , occupe tout le monde médecin ,
pouvais-je ne pas penser au moyen curatif qui
lui convient ? Pouvais-je ne pas voir les avantages que l'on retirerait de la trachéotomie dans
les succès qu'en ont obtenus nos anciens praticiens
pour la curation de l'esquinancie suffocante ?
Plusieurs de ces observations sont consignées dans
le mémoire de *Louis* sur la bronchotomie. J'en
cite aussi quelques unes et j'ai eu soin de noter
les pages et les lignes des ouvrages d'où je les
ai tirées. Frappé de l'analogie parfaite que je
venais d'observer dans les phénomènes des deux
maladies , pouvais-je croire que l'opération que
je venais de faire pour extraire un corps étranger
ne serait pas aussi le moyen inspiré , en un mot,
le seul spécifique capable d'enlever avantageusement le germe de cette cruelle maladie? Il ne
me suffisait pas d'en avoir senti toute l'importance , il fallait que je m'occupasse , par des
recherches anatomiques, par la discussion, à la
laver de toutes les inculpations dont on l'avait
souillée; je ne pouvais célébrer cette importante

opération qu'après lui avoir rendu ce glorieux titre de *commentum divinum* dont l'avait gratifié *Marc Aurèle Sévèrin*, pour l'esquinancie suffocante, qui, réellement, est le Croup qui nous occupe aujourd'hui.

Possesseur d'un aussi grand nombre de matérianx propres à former la vraie doctrine du Croup, une doctrine qui fut aussi simple dans ses principes, que dans son moyen curatif, je composai le traité dont est question ; je ne désirais le rendre public qu'en l'enrichissant de quelques faits récens, qui confirmassent cette nouvelle doctrine. J'en ai cherché, long-tems et en vain, l'occasion, comme on peut le voir dans ce traité ; mais des événemens malheureux et mulpliés, surtout celui qui a fait gémir toute la France, en un mot, ceux que je redoutai de voir arriver pendant plus de deux années, qui allaient se passer, avant que l'on sut le résultat du concours, me firent hâter la publicité de cet ouvrage.

Ne pouvant tout-à-fait lui donner la forme exigée pour le concours, dont je n'avais garde d'abandonner la prétention, je fis un avant-propos où j'expose en faveur des pères et mères, les élémens de cette maladie ; je les adapte si exactement à la solution des questions proposées dans le programme, qu'en en élaguant trois à quatre pages polémiques, on y trouverait une instruc-

tion

tion, un cathéchisme que j'aurais répandu partout, si mes facultés pécuniaires me l'eussent permis, tant je le crois capable et suffisant pour faire connaître à tout le monde, et la vraie nature de cette cruelle maladie, et son vrai moyen curatif.

En publiant cet ouvrage, un des plus intéressant dans la circonstance présente, j'avais l'espoir qu'il serait accueilli, et que son titre seul le ferait rechercher par tous les gens de l'art, et que consulté, et mûrement réfléchi, on ne verrait plus mourir d'enfans croupalisés ; à cet effet j'en répandis quelques exemplaires, je le fis afficher par tout Paris ; j'employai tous les moyens dont on se sert auprès des journalistes les plus accrédités pour les engager à l'annoncer, et à en rendre compte. Personne n'en parlât, toutes mes précautions ne servirent à rien, et l'ouvrage resta ignoré.

Après une année d'attente, parut le recueil des faits et observations relatifs au Croup, rédigé par l'école de médecine de Paris. Ce recueil desiré et que je dévorai des yeux, devînt aussi le sujet de mes méditations, et de mes réflexions, j'en fis un commentaire de mon traité tout-à-fait propre à confirmer les importantes vérités que j'y avais répandu. Car en suivant littéralement tous les articles de ce recueil, j'en composai un ouvrage qui se trouva entièrement adapté à la solution de toutes les questions proposées par le gouvernement. J'envoyai celui-ci manuscrit, et sous enveloppe, avec devise, au bureau ministériel, pour le concours; mon but était de faire voir à la Commission qui allait être nommée pour l'examen des mémoires, que je n'avais rien trouvé dans ce recueil qni fût capable d'ajouter aux faits et observations, qui m'avaient servis à composer mon traité, et que l'examen de chaque article de ce recueil, contenait au contraire, la preuve que mon ouvrage ajoutait beaucoup aux faits et observations de tous ceux qui m'avaient précédés; je n'avais nulle envie de le faire imprimer; mais lorsque j'appris que l'école de médecine avait obtenu une prorogation de six mois, qui ne serait peut-être pas encore, à ce que l'on disait, le terme pour toute préfixion et délai, je me rappellai le grand nombre d'enfans, que l'on m'avait dit être morts du Croup, depuis la publication de mon traité; je me rappellai quelques exemples des plus avérés, que j'avais cité dans l'examen de ce recueil.

Alors dans l'espoir d'arrêter le cours de ces tristes et trop multipliés événemens, je me hâtai encore de faire imprimer l'examen du recueil, persuadé qu'en le rendant public, je rappellerais l'attention des gens de l'art sur mon traité. J'employai, à cet effet, tous les moyens que l'on peut imaginer ; supplique au nom de l'humanité, envoi des ouvrages aux journalistes, affiches ; et pour opérer un plus grand bien, j'en répandis beaucoup parmi les gens de l'art ; j'eus la disgrace d'apprendre qu'ils n'avaient pas même été lus de tous ceux que j'avais gratifié d'un exemplaire.

Ayant envoyé, dans le tems prescrit, mes deux ouvrages au concours, et son excellence le Ministre de l'intérieur, qui a bien voulu en agréer un exemplaire, m'ayant promis qu'il les recommanderait à la Commission, je croiais qu'ils étaient admis. Dans cette ferme persuasion, je m'empressai de faire part à la Commission d'une observation sur une opération de la trachéotomie que je venais de faire à un enfant croupalisé et dont les détails étaient d'autant plus importans à lui faire connaître, qu'ils confirmaient tous les préceptes essentiels que j'avais établis dans les deux ouvrages dont je me flattai qu'elle allait s'occuper. Je l'adressai à M. le Président, en le priant de me rendre le service de la présenter à la Commission. Voici l'observation et la lettre que j'ai eu l'honneur de lui écrire à ce sujet.

MONSIEUR,

Je viens de faire la trachéotomie à un enfant âgé de quatre ans, attaqué d'un Croup essentiel parvenu à sa troisième période. Quoique cette opération n'ait pas eu un résultat aussi heureux que je pouvais l'attendre, l'observation qui en a été recueillie par M. *Dejaer* docteur en médecine de Paris et médecin ordinaire de l'enfant, contient des détails d'autant plus importans à connaître, qu'on paraît vouloir contester la solidité des préceptes que j'ai établis dans mes deux ouvrages sur le Croup, parce que, dit-on, ils ne sont pas appuyés sur une observation directe et qui me soit propre. Comme mes deux ouvrages sont au nombre de ceux qui sont soumis au concours proposé par le gouvernement, je crois qu'il est important que les membres de la Commission connaissent cette observation. A cet effet, j'ai l'honneur de vous l'adresser et de vous prier de la leur communiquer.

OBSERVATION SUR UN CROUP,

Recueillie par M. DEJAER, docteur en médecine de Paris.

Une petite fille âgée de quatre ans, d'une forte constitution, éprouva le 15 août, sans cause connue, une douleur à la gorge : bientôt il se manifesta de la toux et de la fièvre ; le lendemain les symptômes s'aggravent et le surlendemain dans la soirée, MM. *Mercier*, candidat en mcdecine et *Dejaer*, médecin, sont appellés et trouvent la malade dans l'état suivant :

Respiration courte, accélérée ; expiration pénible et sonore ; voix basse et faible ; douleur constante à la partie inférieure du cou, vers laquelle le malade porte souvent la main ; nulle trace sensible d'inflammation à l'arrière-bouche ; langue blanchâtre, soif vive, par fois quintes assez fortes, pendant lesquelles le visage pourpré ; la respiration ortophnéale, et la suffocation imminente. Ces symptômes paraissent indiquer un Croup développé. L'on se contente de prescrire une tisane pectorale, une potion adoucissante, des lavemens.

Le 18, quatrième jour de la maladie, les accès convulsifs se manifestent à des intervalles plus rapprochés ; les anxiétés sont augmentées, une sueur abondante couvre la face et la poitrine ; la toux est suivie d'expectoration de crachats muqueux ; quelquefois puriformes ; l'un d'eux paraît contenir un fragment membraniforme. On appelle en consultation M. *Caron* chirurgien.

D'après l'avis des consultans, on donne à la malade un émétique et un lavement purgatif ; on continue l'usage de la potion et de là tisanne, à laquelle on ajoute seulement un peu d'ammoniac liquide, que l'on fait aussi respirer de tems en tems.

Les efforts du vomissement paraissent amener

un mieux sensible ; la malade est plus calme ;
les accès deviennent plus rares , mais pendant
la nuit , les symptômes reprennent leur premier
caractère , le sommeil est nul.

Le 19, cinquième jour de la maladie , on re-
vient au vomitif, son emploi est suivi d'un mieux
moins prononcé que la veille ; les accès se répé-
tent à chaque demie-heure , et chacun d'eux fait
craindre pour la vie de la petite malade.

Le 20 à six heures du matin , les consultans
se décident à faire la trachéotomie. M. *Bertin* ,
médecin en chef de l'hôpital Cochin , voit la
malade , et adopte leur opinion. On obtient avec
peine le consentement des parens ; l'absence du
père retarde encore l'opération.

Enfin , à deux heures après midi , M. *Caron*
la pratique. La face était livide, le pouls petit,
presqu'insensible ; la respiration laborieuse et
bruyante ; la voix éteinte. Un bistouri divise les
tégumens depuis la partie inférieure du cartilage
cricoïde , jusqu'au sternum. Un petit jet de sang
qui paraissait provenir de l'ouverture d'un rameau
de l'artère thyroïdienne inférieure s'échappe de
la partie supérieure de la plaie et fournit près
d'une once de sang ; de simples lotions d'eau
froide suffisent pour arrêter immédiatement cette
légère hémorragie. Alors le bistouri enfoncé de
haut en bas dans la trachée-artère , en divise qua-

tre à cinq anneaux ; aussi-tôt l'air s'échappe avec violence de l'ouverture pratiquée et projette à cinq pieds une quantité considérable de mucosité sanguinolente ; un linge fin appliqué sur la plaie et maintenu par un bandage circulaire extrémement lâche, ne gêne en rien le passage de l'air et du fluide muqueux, dont l'émission devient de moins en moins abondante, mais se continue cependant constamment.

Dès que l'opération fut pratiquée, la respiration s'effectua tranquillement et on n'entendit plus que le son produit par le passage de l'air à travers l'ouverture pratiquée ; la lividité de la face diminua beaucoup, les accès disparurent complettement, et la malade s'endormit. Le sommeil fut paisible et dura deux heures. Le soir la malade était tranquille, mais le pouls faible et petit. On donna une petite potion fortifiante. La nuit la fièvre s'alluma de nouveau, il y eut du délire. Le lendemain à six heures du matin la malade mourut doucement au septième jour de sa maladie, sans avoir présenté depuis l'opération un seul accès convulsif, ni aucune gêne remarquable dans la respiration.

Autopsie Cadavérique. L'examen du cadavre eut lieu cinq heures après la mort. La face était pâle, les lèvres livides ; les veines de la face, du cou, du cerveau gorgées de sang. L'ouverture faite de la trachée-artère avait un bon pouce d'étendue. La surface interne du larynx et de la trachée-artère était tapissée d'un fluide muqueux et sanguinolent ; que l'on enlevait, sans peine, avec un linge fin ; on voyait alors la membrane muqueuse, dont la couleur et les caractères physiques ne différaient en rien de l'état naturel ; les divisions bronchiques étaient libres et les poumons sains. Le cœur droit était dilaté et gorgé de sang ; les autres organes ne présentaient rien de remarquable.

RÉFLEXIONS.

Cette observation est infiniment intéressante et curieuse sous bien des rapports. D'abord elle présente une preuve évidente du peu de danger qui accompagne la trachéotomie et confirme aussi les opinions que M. *Caron* a développées dans son traité du Croup.

En second lieu elle nous montre l'utilité de l'opération même ; en effet si dans cette circonstance, elle n'a pas suffi pour sauver la vie de la malade, il est évident, au moins, qu'elle a dissipé les simptômes fâcheux que présentait la respiration, qu'elle a dégagé les voies aériennes obstruées par un fluide muqueux , qu'elle a fait évanouir les accès suffocatifs et convulsifs qui allaient devenir mortels, et qu'elle aurait suffi pour donner

issue

issue au tube albumineux, s'il avait été formé, comme tout portait à le croire.

Enfin il résulte de cette observation , 1.º que l'existence dans le larynx où la trachée-artère d'un tube albumineux plus ou moins solide, n'est point indispensable, pour constituer le Croup, déterminer les symptômes suffocatifs et exiger le procédé opératoire. 2.º Que la muqueuse trachéale ne présente pas toujours à la suite du Croup, des traces sensibles d'inflammation. Ce fait établit une différence remarquable entre le Croup et l'angine inflammatoire de *Bœrhawe* et favorise l'opinion de M. *Caron* et de ceux qui ne regardent pas le Croup comme une affection vraiment inflammatoire. 3.º Que la mort n'est survenue, pour ainsi dire, que d'une manière accidentelle, et qu'elle devrait être attribuée à l'engorgement cérébral , bien plutôt qu'à l'affection des voies de la respiration ; le délire survenu à la fin de la maladie ne pourrait-il pas, jusqu'à un certain point, consolider cette opinion ?

Réflexions et observations de M. *Caron*. Doit-on à l'ammoniac respiré la fluidité que le mucus a conservé pendant les six jours qu'il a séjourné dans le conduit aérien ? Tout porte à le croire.

Voici un fait qui, s'il pouvait être apprécié suivant sa valeur, ferait croire aussi que ce médicament respiré dès l'instant de l'invasion du Croup, en serait le préservatif.

Il y a près de deux mois qu'en allant à mon hôpital, à six heures du matin, on me fit voir un enfant âgé de six ans qui, pour être resté trop long-temps assis sur l'herbe, y gagna du froid; il ne tarda pas à éprouver une toux sèche avec une difficulté de respirer, accompagnée d'une douleur fixe à la partie supérieure de la trachée-artère, où il portait souvent la main; cet enfant n'avait pas dormi de la nuit; il était dans une grande agitation; sa voix était faible, rauque; il y avait beaucoup de chaleur à la peau; le pouls était très-fréquent. J'examinai l'arrière-bouche; je n'y trouvai aucune marque de mal; la langue n'était nullement chargée et la déglutition était libre.

A ces symptômes je crus reconnaître un Croup commençant. Il me vint dans l'idée d'expérimenter l'ammoniac liquide que je prescrivis en boisson et que je fis souvent respirer. La mère à qui j'enseignai la manière d'employer ce remède, s'en acquitta bien. Pour en connaître le résultat, je donnai des soins suivis à l'enfant, et j'allai le voir le soir; il n'y avait rien de changé dans les symptômes, si ce n'est que la toux me parut un peu moins sèche, et que l'enfant avait rendu quelques crachats muqueux. Le lendemain on m'apprit que l'enfant n'avait pas dormi de toute la nuit, que cependant il y avait eu moins d'anxiétés et que des crachats muqueux avaient été rendus en plus grande abondance. Ce mieux marqué me détermina à ne rien changer au traitement. Le lendemain troisième jour de la maladie je trouvai les accidens beaucoup diminués ; l'enfant ne toussait plus qu'il n'expectorât, et la gêne de la gorge se faisait à peine sentir ; enfin je continuai le même régime, qui seul a suffi pour terminer la cure. L'emploi de l'ammoniac ainsi administré a-t-il guéri un Croup commençant ? Je n'ose l'affirmer. Il faut en référer à des expériences ultérieures.

Ne pourrait-on pas attribuer l'engorgement sanguin du cerveau au refoulement du sang causé par l'action répétée des vomitifs ?

RÉPONSE

Du Président de la Commission sous la date du 28 Août.

« J'ai reçu l'observation sur le Croup que vous m'avez adressée ; je me suis empressé de la communiquer à la Commission.»

Cette réponse laconique dans laquelle M. le Président ne dit pas que la commission *qui s'était partagée les mémoires*, n'avait pas vu mon traité, me laissa dans la persuasion qu'il était du nombre des ouvrages qui devaient concourir ; mais c'était une erreur dont je fus détrompé dans le même jour. Plusieurs membres de la Commission que j'eus l'occasion de voir, m'assurèrent qu'ils avaient arrêté, à la pluralité des voix, que la Commission n'admettrait pas d'ouvrages imprimés, que conséquemment le mien ne serait pas admis. Cette nouvelle à laquelle je ne devais pas m'attendre, causa dans mon esprit, une si grande perplexité, que sur-le-champ j'écrivis à la Commission la lettre suivante

« Plusieurs des membres chargés d'examiner les mémoires envoyés au concours sur le Croup, m'ont dit que d'après le désintéressement de MM.° *Desessart* et *Portal*, relativement à leur prétention au concours, prétention dont ils n'ont cependant pas le droit de se désister, la Commission avait arrêté, dans une de ses premières séances, qu'elle n'y admettrait pas d'ouvrages imprimés. Dans toutes les sociétés savantes qui proposent des prix, on a raison d'exclure les membres du concours, parce que devenant alors juges et parties, leur concurrence serait un puissant motif de découragement pour les auteurs. Peut-être a-t on raison d'exiger que les auteurs gardent l'anonime, dans la crainte que la connaissance de leur nom, n'influe sur le jugement à porter de leurs ouvrages; mais il ne peut pas en être de même dans la circonstance présente, c'est le gouvernement, c'est le père du peuple qui, effrayé de voir une maladie, qui moisonne indistinctement et en peu de jours les enfans les mieux portans, et contre laquelle on ne connaît pas de remèdes certains à opposer, propose un prix pour l'auteur qui fera connaître un moyen curatif, efficace, prouvé par l'expérience, le fait et le raisonnement; le gouvernement s'adresse à tout le monde médecin; il ne fait pas de distinctions; il ne paraît pas plus s'occuper si la doctrine du Croup qu'il désire, sera donnée par un médecin français ou étranger, un chirurgien, un chimiste, un pharmacien, ou tout autre savant exerçant même un autre état, que de savoir si les mémoires seront envoyés manuscrits ou imprimés, ou anonimes, ou avec le nom de l'auteur; toutes ces futiles formalités ne le touchent pas, parce qu'elles ne peuvent rien faire à la chose, et qu'elles ne rendront pas l'ouvrage meilleur. Dans une telle circonstance de concours, on n'a à craindre ni influence, ni faveur, ni même injustice; tout se trouve paralysé par la demande pure et simple d'un mémoire qui fasse connaître et le vrai caractère du Croup, et le moyen curatif de cette funeste maladie. Cet ouvrage ne pouvant être que le résultat d'un long travail contenant des expériences et des observations propres à son auteur, ne devient-il pas son patrimoine? Qui que ce soit n'a le droit de se l'approprier, ni la puissance de le lui ravir. Les autorités auxquelles j'ai présenté, ou fait remettre mon traité, m'ont paru desirer que je lui fisse subir l'examen rigoureux du concours ; c'est aussi le desir de beaucoup de personnes qui s'intéressent à l'humanité souffrante. Le mien serait de savoir si, comme je me le persuade, j'ai rempli les espérances du gouvernement.

Le ministre de l'intérieur à qui j'ai présenté mon traité, m'a paru y prendre le plus grand intérêt ; il en a long-temps parlé avec moi, il m'a témoigné son contentement, en me félicitant sur le zèle et sur le vif empressement que j'avais mis à seconder le vœu du gouvernement, et en ajoutant qu'il desirait ardemment que l'opération hardie, selon lui, que j'annonçais comme un moyen certain de guérir, et que je disais facile à faire et exempte de dangers, fût acceptée par le comité, avec lequel il m'a promis de conférer de mon ouvrage. Si son excellence ne s'en est pas occupé, je ne puis l'attribuer qu'à son absence et à la maladie grave dont il est atteint. Quoique je ne puisse croire que la publicité anticipée de mon ouvrage fait dans la seule intention d'être, dès l'instant même, utile à mes concitoyens, puisse devenir un obstacle à son admission au concours ; cependant je vous avoue que je ne serai rassuré sur cet objet, qu'après avoir reçu de vous une réponse positive qui m'apprenne si l'arrêté me regarde.

J'ai l'honneur d'être, etc.

Réponse *du 23 septembre*. La Commission, Monsieur, a reçu la lettre que vous lui avez écrite le 16 de ce mois, pour lui faire des représentations au sujet d'un arrêté pris par elle dans une de ses premières séances, à ce que vous prétendez, et portant qu'elle n'admettrait point d'*ouvrages imprimés au concours*.

« Vous avez été mal informé, Monsieur, la Commission n'a pu ni dû prendre un arrêté de cette nature. L'article 4 du programme lui a tracé, d'une manière précise, la marche qu'elle avait à suivre à l'égard des ouvrages imprimés, et elle s'y est scrupuleusement conformée. Si donc vous avez envoyé le vôtre au concours, en lui donnant les formes que cet article prescrit, il n'y a aucun doute qu'il n'y soit admis. »

La commission ne répondant pas, par la lettre qu'on vient de lire, à la demande que je lui faisais de m'assurer si mes deux ouvrages s'étaient trouvés parmi tous les mémoires *qui ont été partagés* entre ses membres, et s'ils seront lus, examinés et jugés, j'ai cru devoir la prier de me donner une réponse plus positive. Voici la teneur de la lettre que j'ai écrite à ce sujet.

« La lettre de la Commission datée du 23 du présent mois et que vous avez eu la complaisance de me faire parvenir le 26, ne m'assure pas si mes ouvrages sont admis au concours, c'est-à-dire, s'ils sont parmi tous les mémoires *qui ont été partagés* entre les membres de la Commission, pour être examinés et jugés.

« La Commission, en écrivant, *si donc vous avez envoyé le vôtre au concours,* etc., exprime une sorte de doute qui m'étonne beaucoup; il semblerait que, parmi les mémoires envoyés, mon traité du Croup ne s'y trouve pas; cependant un ouvrage *in*-8º. de plus de trois cents pages, imprimé et broché, est facile à distinguer des mémoires manuscrits, qui sont le plus ordinairement présentés sous la forme d'un *in*-4º. et si la Commission ne l'a pas vu, je dois croire qu'il a été égaré.

« Aussitôt que mon traité sur le Crop a été imprimé; j'en ai fait hommage aux grandes autorités; j'en ai présenté un exemplaire au Ministre de l'intérieur, qui l'a accueilli, en approuvant le zèle que j'ai mis à seconder les vues du gonvernement; son excellence a eu la bonté de me promettre qu'il s'en occuperait, et qu'il le recommanderait; il a même ajouté au traité une apostille qui, sans doute, est relative à cette recommandation; de plus, il m'a conseillé d'en remettre un exemplaire au ministère pour le concours; dès le même jour, je l'ai envoyé par la poste. «

Depuis

Depuis, j'ai composé l'examen du recueil des faits et observations, etc. N'ayant point, alors, le dessein de l'imprimer, j'en ai envoyé au ministère de l'intérieur, avant le premier janvier 1809, une copie manuscrite ; mais la prorogation de six mois, et le bruit qui s'est aussitôt répandu que c'était pour donner le tems à plusieurs médecins de la société de l'école, réunis dans le silence, de composer un mémoire sur le Croup, qui aurait pour base l'amas du mucus, et pour moyen curatif la trachéotomie, m'ont déterminé à rendre public cet examen que j'avais fait des différens articles et opinions contenus dans ce recueil. Le Ministre de l'intérieur, à qui j'ai fait l'hommage de ce dernier ouvrage, m'a aussi conseillé de le présenter au concours ; il m'a encore réitéré la promesse de recommander mes ouvrages. »

Beaucoup de membres qui composent la Commission, connaissent mon traité du Croup, puisqu'ils l'ont cité dans le recueil des faits et observations ; si toutefois il se trouve égaré, je la prie de me le faire savoir, alors je lui en enverrai le nombre d'exemplaires qu'elle me demandera. Quant à l'examen manuscrit du recueil, indubitablement il se trouvera parmi les mémoires partagés.

Je vous prie de m'excuser si j'abuse, en quelque sorte, de votre complaisance, mais le doute exprimé dans la lettre de la Commission, me porte à m'informer, précisément, si mes ouvrages se trouvent, comme je n'ai pas lieu d'en douter, au nombre de ceux qui doivent concourir.

La séance de la Commission s'étant passée, sans que je reçusse de réponse, j'écrivis à M. le Président de la Commission :

MONSIEUR,

« Je vous demande mille pardons d'abuser, si souvent, de votre complaisance ; n'ayant point encore reçu de la Commission la réponse que vous m'avez fait espérer dans votre dernière lettre, j'ignore toujours si mon traité du Croup s'est trouvé parmi les mémoires qui sont entre les mains de la Commission, et si suivant mes desirs, il sera examiné et jugé par elle. »

J'ai l'honneur de vous prier de me donner cette assurance par une prompte réponse, etc.

RÉPONSE. J'ai trouvé chez moi, à mon retour de la campagne, la lettre que vous m'avez fait l'honneur de m'adresser, je m'empresserai de la communiquer à la Commission, mardi, qui sera le jour de la prochaine séance et de vous faire transmettre la réponse.

RÉPONSE *de la Commission du 24 octobre*

La Commission, M.., a reçu la nouvelle lettre que vous lui avez écrite le 29 septembre dernier.

En vous rappellant l'article 4 du programme, et les conditions déterminées par cet article pour l'admission des ouvrages imprimés au concours, la Commission croyait avoir suffisamment répondu aux questions que vous lui aviez adressées ; mais puisque vous exigez de plus amples détails, nous allons tâcher de vous satisfaire.

Les auteurs d'ouvrages sur le Croup, publiés antérieurement au concours, n'ont pu les y reproduire *qu'en les adaptant*, d'une part, *à la solution des questions proposées, et qu'en insérant*, de l'autre, *leur nom, et leur adresse dans un billet cacheté joint à l'ouvrage et portant la même devise que lui*. Votre traité du Croup n'a donc pu être admis au concours, qu'autant que vous aurez eu la double précaution de l'adapter à la solution des questions proposées, et d'en retrancher votre nom pour l'insérer dans un billet cacheté, que vous y aurez joint. La Commission ne peut ni ne doit savoir si vous avez rempli ces conditions, puisque, si elles ont été effectivement remplies, votre nom est demeuré sous le scéau ; et c'est pour cette raison que la commission avait cru devoir vous renvoyer à vous-même. La seule chose qu'elle puisse vous certifier en ce moment, c'est que ce même traité,

tel que vous l'avez publié, ne s'est point trouvé
compris dans l'état de ceux qui lui ont été remis par le Ministre, et les raisons que nous venons
d'exposer, prouvent suffisamment qu'il ne devait
pas y être compris. »

« A l'égard de votre examen du recueil des faits
et observations relatifs au Croup. il est probable
qu'il fait partie des mémoires soumis à l'examen
de la Commission, puisque vous l'avez envoyé
manuscrit au ministère de l'intérieur, et que vous
avez revêtu cet envoi des formalités prescrites par
le programme. Mais la Commission qui ne connaît que les mémoires, et qui ignore le nom des
auteurs, ne peut vous en donner la certitude. »

Mes ouvrages étant adaptés autant que possible
à la solution des questions proposées dans le
programme, remplissent exactement la plus importante des conditions que l'on doive judicieu-
sement exiger des concurrens ; toutes les autres
qui veulent que les ouvrages soient manuscrits
et que le nom des auteurs, ainsi que leur devise
soient enveloppés sous le scéau du secret, dans
un papier aussi fragile que le cachet qui les
scelle, ne sont que des formalités que les concurrens doivent redouter ; en effet, on ne
peut voir en elles d'autre utilité que celle de
voiler la partialité, en donnant aux juges la fa-

cilité de favoriser qui bon leur semble ; mais quand un ouvrage est imprimé, il a pour garant qu'il lui sera fait justice, le public savant qui en a pris connaissance ; ce public devient un surveillant intègre, d'autant plus redoutable, qu'il n'a d'autre intérêt, que celui de dire la vérité, et que rien ne peut l'empêcher de crier à l'injustice, et de l'empêcher même, s'il s'apperçoit qu'on veuille la commettre. N'est il pas étonnant que la Commission soit de tous ceux qui ont lu mes ouvrages, la seule insensible aux puissans motifs d'humanité qui m'ont fait hâter leur publicité ? J'ai fait connaître que c'étaient les événemens malheureux qui pourraient arriver et même se multiplier encore davantage, pendant plus de deux années d'attente, avant que l'on sut le résultat du concours, qui m'ont engagés à prendre ce parti salutaire. N'est-il pas plus étonant encore qne la Commission s'en tienne à des formalités insignifiantes pour refuser d'admettre mes ouvrages au concours. Je n'avais donc plus d'espoir qu'en rappellant à son excellence le Ministre de l'intérieur la bonté avec laquelle elle m'avait promise de les recommander à la Commission ; mais la maladie grave dont son excellence était atteinte, m'empêcha de lui faire cette demande. Alors je crus prudent de m'adresser à son excellence le Ministre son successeur. J'eus l'honneur de lui faire hommage d'un exemplaire de mes ouvrages, en y joignant la supplique suivante.

MONSEIGNEUR,

« *Au mois de Juin* 1807. Son excellence le Ministre de l'intérieur, votre prédécesseur, a fait publier le programme d'un concours qui a pour objet une maladie connue sous le nom de Croup. Le terme pour la nomination des Commissaires qui seraient chargés de l'examen des mémoires qu'on leur enverrait, était fixé au premier janvier 1809. Ce laps de tems, pour éclairer une maladie aussi dévastatrice, me parut bien long ; l'espoir de sauver la vie à un grand nombre d'enfans, qui, pendant ce tems pourraient être attaqués du Croup, m'engagea à publier un traité que j'avais précédemment composé sur cet objet, et qui, à mon avis, contient la vraie doctrine du Croup, et le seul et unique moyen de le guérir.

Ayant rendu public cet ouvrage plus de six mois après l'annonce du programme ; l'ayant, en outre, adapté, autant que possible, à la solution des questions proposées, comme on peut le voir dans l'avant-propos du traité ; je crus avoir rempli les conditions indispensables ; alors je me contentai d'envoyer pour le concours un exemplaire imprimé au ministère de l'intérieur. J'étais d'autant plus porté à ne pas prendre d'autres précautions, que son Excellence qui a daigné recevoir un exemplaire de ce traité, m'a dit qu'il suffirait pour qu'il concourût, d'en envoyer un exemplaire au bureau ministériel, et qu'il le recommanderait à la Commission dans le tems. Aujourd'hui, la Commission me refuse d'admettre ce traité au concours , quoiqu'elle ne puisse avoir d'autre motif à alléguer que l'omission d'une formalité, celle d'avoir conservé mon ouvrage tel qu'il est, et de n'avoir pas renfermé mon nom, mon adresse dans une enveloppe avec devise, etc. Comme si un nom connu, avant ou après l'examen d'un ouvrage, devait en diminuer, ou en améliorer le mérite. J'ai la confiance, Monseigneur, que votre Excellence daignera prendre en considération ma juste demande, en engageant la Commission à accueillir mon traité, à l'examiner, et à rendre public le jugement qu'elle en portera, afin que j'aie la faculté de répondre aux objections qui pourraient être faites.

« En me faisant, Monseigneur, obtenir cette justice, vous concourrez à rendre un grand service aux pères et mères affligés du fléau qui menace la vie de leurs enfans»

J'ai l'honneur, etc.

Je vous supplie , Monseigneur , d'agréer un exemplaire de ces deux ouvrages sur le Croup.»

Les prix décennaux qui seront distribués à ceux qui , pendant le lapse de dix ans , auront donnés de bons ouvrages soit de science , de littérature , ou d'art , prouvent que Sa Majsté Impériale et Royale qui les a ordonnés , ne tient pas à de pures formalités , qu'elle ne veut pas imposer aux concurrens , des conditions futiles , plus propres à entraver le talent , qu'à l'encourager ; car elle fait voir qu'elle ne craint pas que la publicité d'un ouvrage avec le nom de l'auteur influe en aucune manière sur le jugement des membres qu'elle commet pour en apprécier le mérite ; parce qu'elle est convaincue qu'ils auront devant les yeux le grand surveillant , le peuple savant, qui ne leur permettrait pas de commettre la plus légère injustice. Sa Majesté qui a réglé ce mode de concours , est donc assurée qu'elle ne couronnera que des ouvrages qui seront revêtus de l'approbation générale, de celle du peuple savant et de ses commettans. Il serait à souhaiter que ce mode d'ordonner des concours fût suivi dans tous les cas , et que tous les ouvrages qui y seraient envoyés fussent publiquement lus , et que celui que la Commission aurait jugé le meilleur , fût imprimé et soumis à la censure publique , pendant un tems

tems limité , avant que le prix fût adjugé. Par ce moyen on serait assuré de n'avoir que des ouvrages parfaits, bien capables de reculer les limites de la science , ou de l'art qui les aurait proposés.

Persuadé du desir que Sa Majesté Impériale et Royale a de répandre ses bienfaits partout ou l'occasion s'en présentera , je me suis adressé à elle et avec confiance. Je l'ai suppliée de vouloir bien les faire rejaillir sur moi, en ordonnant que mes ouvrages sur le Croup fussent lus et examinés par la Commission , et que le jugement qu'elle en portera , fut rendu public , afin que je pusse répondre aux objections que l'on pourrait me faire , et que je susse , enfin, si j'ai bien ou mal fait mon thème.

SIRE ,

Lorsque votre Majesté ordonna qu'il fût ouvert un concours relatif à la curation d'une maladie suffocative et meurtrière, désignée sous le nom de Croup, j'avais composé , sur cet objet , un traité qui n'attendait pour être rendu public, qu'un fait de pratique récent et confirmatif des grandes et importantes vérités contenues dans mon ouvrage.

« Ne voyant dans le programme que des médecins appelés au concours ; persuadé que le jugement porté par eux , serait-il unanime, n'aurait pas la validité convenable, pour assurer le public de la bonté de mon ouvrage entièrement du ressort de la chirurgie ; effrayé , d'ailleurs , des événemens malheureux et multipliés qui ont déterminé Votre Majesté a proposer le prix ; plus effrayé encore de ceux qui pourraient arriver jusqu'au terme de deux années, qui devaient s'écouler , avant que l'on sut le résultat du concours, j'ai cru qu'il était de mon devoir de ne pas laisser ignorer , pendant un aussi long tems , un ouvrage qui , suivant moi , contient la vraie doctrine du Croup , où se trouvent exposés 1.º *Le caractère distinctif et essentiel de cette maladie ,* 2.º *Un signe primitif et pathognomonique qui donne le précieux avantage de la connaître , dès l'instant même de son invasion ;* 3.º *La certitude que l'on obtiendra sa guérison par la trachéotomie , quand les praticiens , par la lecture de mon traité du Croup , seront convaincus de l'innocuité et des précieux avantages de cette opération.*

« Je me flattais qu'en donnant mon ouvrage au public, je trouverais l'heureuse occasion de pratiquer la trachéotomie , et qu'avant l'expiration de deux années, je serais en état de donner assez de preuves de l'efficacité de cette opération,

pour parfaitement consolider et ma doctrine sur
le Croup et le moyen curatif de cette maladie;
j'espérais aussi qn'on me saurait gré de mon zèle,
motif plus que suffisant, pour faire accorder à
mes ouvrages les honneurs du concours.

« Ayant fait voir dans la préface de mon traité
que j'y donnais la solution de toutes les questions
proposées, je croyais avoir rempli toutes les conditions du programme; et vers la fin du terme fixé
par ce programme, j'ai cru qu'il me suffirait d'envoyer au ministère de l'intérieur un exemplaire
imprimé de mon traité pour le concours ; je ne
m'attendais pas que mon nom, mon adresse lais-
sés à mon ouvrage imprimé, pourraient devenir
l'unique cause qui porterait la Commission à re-
jetter du concours mon traité du Croup ;

« Le bruit s'étant répandu que la Commission
n'admettrait aucun ouvrage imprimé, et que MM.
Desessart et *Portal* avaient donné leur désiste-
ment, qnoiqu'ils eussent imprimé long-tems après
l'annonce du programme; j'écrivis à la Commission, pour m'assurer positivement de la vérité;
je n'en reçus que des réponses évasives, entor-
tillées, et dont la dernière rejette absolument du
concours mon traité du Croup. Je crois, Sire,
devoir mettre cette réponse sous les yeux de Votre
Majesté. *Les auteurs d'ouvrages sur le Croup,
publiés antérieurement au concours, n'ont pu
les y reproduire, qu'en les adaptant, d'une part*

à la solution des questions proposées , et qu'en insérant , de l'autre , leur nom , leur adresse dans un billet cacheté avec devise, en ajoutant, votre traité tel que vous l'avez publié , ne s'est point trouvé compris dans l'état de ceux qui lui ont été remis par le Ministre , et les raisons que nous venons d'exposer prouvent suffisamment , qu'il ne devait pas y être compris.

« Ayant adapté à mon ouvrage imprimé, la solution des questions proposées , et ayant donné cet ouvrage au public, plus de six mois après la publication du programme , je supplie humblement Votre Majesté , de prendre en considération les motifs de ma juste réclamation, et d'ordonner que mes ouvrages soient admis au concours ; et que le jugement qu'en portera la Commission , soit rendu public , afin que je puisse répondre aux objections qui pourraient être faites. En rendant justice à l'objet de cette demande ; Votre Majesté augmentera le nombre des bienfaits qu'elle ne cesse de répandre partont.

Je suis , etc.

On dit , à présent , que la Commission n'est pas extrêmement satisfaite des mémoires qu'elle examine , qu'elle va proroger encore d'une année le concours , et qu'elle engagera les praticiens de tous les pays à expérimenter la trachéotomie qui est regardée par la majeure partie de ses membres ; comme le seul et unique moyen auquel on puisse donner sa confiance pour la curation du Croup essentiel.

Je ne crois pas que la Commission puisse retirer le moindre avantage de cette prorogation ; je crains, au contraire, que son annonce n'augmente l'inquiétude des pères et mères, qui attendent, avec la plus grande impatience, que l'on donne les moyens de guérir cette cruelle maladie, qui, pendant ce nouveau laps de tems, ne manquerait pas de moissonner encore un grand nombre d'enfans.

De quelque manière que l'on s'y prenne, la Commission ne déterminera pas les praticiens à employer cette opération, qu'au préalable, elle ne les ait persuadés de son efficacité, de sa bénignité, et de son innocuité parfaite. Car les œuvres chirurgicales de *Bichat* mises sous le couvert de *Desault*, ainsi que la nosographie de M. *Richerand*, qui sont entre les mains de tous les praticiens, ont appris à tout le monde à redouter cette opération, et à la regarder comme une des plus dangereuses que la chirurgie ait inventée, en leur démontrant par des faits exagérés, combien elle est susceptible de causer les accidens les plus graves.

J'ai la confiance que la Commission trouvera dans mon traité du Croup, de quoi aisément satisfaire à tout ; une doctrine propre a bientôt faire connaître ce que l'on peut attendre de la trachéotomie. Cette doctrine simple et entièrement fondée sur les phénomènes que présente cette maladie, est encore confirmée par la parfaite similitude qui existe entre le Croup et la maladie des corps étrangers ; en effet dans l'une et l'autre maladie, on trouve un corps étranger dans le conduit aérien, l'un formé au dedans et l'autre vient du dehors ; mais ni l'un ni l'autre ne peuvent en sortir par l'expectoration.

J'ai établi un signe pathognomonique primitif du Croup. Il est des plus essentiel, puisqu'il fait non seulement connaître le vrai caractère de cette maladie dès le premier instant de son invasion, mais encore parce qu'il apprend à la distinguer de toutes celles qui peuvent avoir avec elle quelque analogie.

On trouve aussi, dans mon traité, l'espoir d'un moyen prophilactique dans l'ammoniac, moyen curatif qui demande cependant des expériences confirmatives.

Enfin le moyen curatif que j'annonce se trouvera dans la trachéotomie, si cette opération est faite à tems ; elle a une spécificité prouvée par beaucoup de guérisons que, dans tous les tems, elle a opérées dans l'esquinancie suffocante. Cette spécificité est encore appuyée pour la maladie du Croup. 1.º De l'observation cadavérique de M. *Dureuil*. Ce praticien, en faisant une ouverture artificielle au conduit aérien, est parvenu à en extraire la couenne membraniforme qui avait causé la suffocation croupale ; 2.º De l'observation de *André* chirurgien de Londres, qui par l'opération de la trachéotomie a guéri un croupalisé qui avait le conduit aérien rempli de couennes membraniformes, 3.º Enfin, de l'observation récente ci-incluse que j'ai eu l'honneur de communiquer à la Commission.

Voilà l'exposé succinct de l'ouvrage pour lequel je demande l'examen de la Commission, et un jugement rendu public. J'en avais même exprimé le desir dans la préface de mon traité. Mais ce desir n'approche en rien de la sublime pensée de notre Empereur et Roi. Sa Majesté, par un nouveau décret augmente, le nombre des prix décennaux, en exigeant de nouveaux examens et de nouveaux jugemens. Sa Majesté toujours prévoyante, veut être sûre que les jugemens seront l'expression de l'opinion publique éclairée ; en conséquence, elle a ordonné que *les ouvrages honorés par ces jugemens, seraient livrés à une discussion solennelle.*

Qu'il serait à souhaiter que les ouvrages sur le Croup fussent compris dans ce judicieux décret rendu par Sa Majesté.

REPONSES

A QUELQUES OBJECTIONS.

M^R. *Double* fait nn rapport de mes deux ouvages dans le recueil périodique de la société de médecine de Paris ; du mois d'août dernier ; il rejette absolument l'application que je fais au Croup, de la trachéotomie, qu'il regarde ainsi que moi, comme le seul moyen curatif qu'il faille employer pour le cas des corps étrangers engagés dans le conduit aérien ; mais il dit que ce n'est point sur de simples analogies et sur les seules probabilités que l'on conseille avec tant d'acharnement un moyen dont l'efficacité n'est fondée sur aucune observation directe. M. *Double* paraît ne compter pour rien les cures que, de tous tems, la trachéotomie a opérées dans l'esquinancie snffocante. J'en cite des observations bien avérées daus mon traité du Croup. Il prétend qu'on ne peut arguer de l'opération faite par M. *Dureuil* sur le cadavre, non plus que de celle faite par le docteur *André* de *Coudres*, et rapportée par *Bursérius* ; rien dans cette observation, dit-il, n'indique que la maladie fut réellement le Croup. Si c'était ici le lieu d'entreprendre une discussion, il me serait facile de prouver que ces deux cas appartiennent réellement au Croup ; et pour l'en convaincre, il me suffirait de représenter à M. *Double* le tableau qu'il a fait lui-même du vrai caractère de cette espèce de maladie. La plupart de ses autres objections contre la possibilté d'admettre la trachéotomie ponr la curation du Croup, sont discutées dans mont traité, et si M. *Double* eut attentivement lu mes

ouvrages,

ouvrages, il eurait vu qu'au lieu de les renouveller dans
son rapport, il avait à combattre les solides raisons que
j'allègue contre ses faibles objections. M. *Double* se sert
aussi des analogies comparatives qu'il me reproche ; mais
il les tire du trépan, du cancer et autres maladies, qui n'ont
nul rapport avec l'objet du Croup. J'ai cru devoir m'inter-
dire toute discussion et me contenter de lui envoyer pour
toute objection l'observation récente sur le Croup que j'ai
rapportée à la page 12, en y joignant la lettre suivante.

Je vous envoie, M., l'observation du Croup essentiel pour
le curation duquel j'ai pratiqué la trachéotomie. Je n'ai pu
obtenir le résultat heureux que j'avais lieu d'attendre de cette
opération, parce qu'elle a été faite trop tard. Néanmoins les
détails et les circonstances que cette observation contient,
suffiront pour répondre avantageusement à vos objections
les plus fortes. Les réflexions que la narration exacte de la
maladie vous fera faire, me sont un sûr garant que vous
modifiriez vos objections, si vous ne les aviez pas déjà émises
dans le rapport que vous venez de faire de mes ouvrages.
Comme cette observation est très-importante à faire connaître
sous tous ses rapports : je vous prie de l'insérer dans le plus
prochain numero du journal de la société de médecine, dont
vous êtes un des principaux rédacteur. »

La Gazette de Santé du mois de Décembre dernier
attaque mon opinion sur la trachéotomie au sujet du
Croup, en déclarant *que quelquefois sans doute, cette opération peut ouvrir dans cette rapide affection une voie de
salut inespéré, melius est in desperato casu anceps experiri remedium, quam nullum ; mais que l'emploi de ce
moyen demande une main exercée, et que la thérapeutique offre des moyens aussi sûrs ; et moins hazardeux ;*
il ajoute *que la certitude de son succès n'étant pas mathé-*

matique; son usage expose le chirurgien de la meilleure foi, à passer, en cas d'irréussite, auprès d'une mère éplorée, pour l'assassin de son fils, et que cette idée se réveille surtout affreusement à l'aspect du hideux appareil, que les préparatifs, l'exécution et la suite de cette opération, entraînent; Enfin il n'y a pas de parité entre ces deux cas. Dans celui de suffocation par un corps étranger, l'obstacle enlevé, il n'y a plus de lésion d'organe, au lieu que dans le Croup, l'opération en rendant le passage à l'air, ne détruit pas la maladie, la lésion organique.

Ces objections jettent trop de doute sur la bénignité et l'innocuité de l'opération de la trachéotomie : ne pouvant les passer sous silence, nous allons nous occuper à y répondre.

La trachéotomie ouvre, indubitablement, dans la rapide affection du Croup, une voie certaine de guérison, puisqu'elle enlève la matière amassée, seule cause des symptômes suffocatifs qui tuent le malade; mais il faut, pour obtenir ce salutaire effet, la pratiquer de bonne heure, ne point perdre un tems précieux à donner des médicamens inutiles et infructueux, et ne pas attendre à la dernière extrémité pour mettre en pratique l'adage, *melius est in desperato casu anceps experiri remedium*. *quam nullum.* J'ai donné en différens endroits de mes ouvrages les raisons qui obligent d'opérer de bonne heure. L'observation récente que je rapporte, à la page 12, démontre combien il est important que le praticien n'oublie pas cette vérité.

L'on ne pourra sérieusement m'objecter que la difficulté de l'opération rend sa pratique sinon impossible, du moins difficile; les praticiens qui ont quelque connaissance de la chirurgie, savent que l'on peut, en deux leçons, enseigner à celui qui en aura la volonté, assez bien l'anatomie du conduit aérien, et de ses parties environnantes, pour empêcher qu'il ne commette, en pratiquant cette opération, la plus légère erreur. Elle est d'ailleurs une des opérations de chirurgie la plus facile à faire; elle ne demande point d'appareil; un bistouri suffit; le praticien peut même le cacher aux yeux des assistans, jusqu'au moment où 1 va la pratiquer.

- Cette opération consiste en une incisiou des tégumens de deux pouces au plus; elle peut être faite par un seul coup de bistouri; l'ouverture de la trachée comparativement, n'est point douloureuse; l'hémorragie veineuse est donc le seul accident, qui quelquefois, peut avoir lieu, et si l'opérateur a eu la précaution d'en prévenir les assistans, et de les rassurer sur ses suites, il sera le maître de terminer l'opératioh sans trouble, et bieutôt il en trouvera le moment opportun. Ayant aujourd'hui l'intime couviction que le conduit aérien contient du mucus qui empêche le sang d'y pénétrer; cette effusion, si elle avait lieu, ne m'arrêterait pas; aussitôt après l'incision des tégumens, j'irais chercher avec l'ongle, l'interstice entre le premier le deuxième, ou le troième anneau cartilagineux, j'y plongerais le bistouri, et je diviserais de haut en bas, suivant le sens de la plaie des tégumens, quatre à cinq de ces anneaux. Alors l'air sortant avec impétuosité entraînerait le mucus amassé; aussi n'est-il point doutcux que par le seul fait de cette déplétion, les symptômes suffoeatifs cesseraient et l'hémorragie ne tarderait pas à s'arrêter.

Malgré l'opinion du rédacteur de la gazette de Santé, la thérapeutique ne fournit aucun médicament que l'on puisse raisonnablement employer pour la curation du Croup. C'est leur inefficaeité avouée de toute part qui a engagé notre bienfaisant *Monarque* à faire un appel à tous les médecins de

l'univers , à proposer un prix que sa munificence accorde
à celui qui féra connaître le vrai caractère du Croup, ainsi
que son moyen curatif. Eu différens tems M. *Marie de St.
Ursin* a avancé dans sa gazette , que le Croup se familiari-
sait à Paris ; que très-souvent il avait eu l'occasion de le
rencontrer , et qu'il le guérissait au moyen des vomitifs et
des purgatifs. Il n'est point le seul qui prétende avoir obtenu le même succès par le même moyen. Mais on pourrait demander si ce sont réellement des Croups que ces praticiens croient avoir guéri. Ou ne trouve dans la gazette de
santé aucune observation qui le prouve. Comme M. *M
St. Ursin* j'ai eu beaucoup d'occasions de guérir des maladies suffocatives , en employant les mêmes moyens ; mais
je n'ai pas même pensé que j'attaquais des Croups essentiels
de la nature de ceux dont *Home , Michaélis , MM. Du-
reil , Desessart , Beauchêne , Double , Réchou* ; et taut d'autres, ont donné l'histoire. Voyez mou obervation du Croup
page 12; toutes ces prétendues cnres du Croup n'ont été faites que chez des malades attaqués de ces snffocations symptô-
matiques.

M. *M, St. Ursin* en exposant dans ses constitutions mé-
dicales les vicissitudes atmosphériques que nous éprouvons
depnis le mois de mars dernier, nous dit que ces variations
ont causé des maladies éruptives de différens genres , surtout la rougeole , qui n'a pas discontinué d'exercer ses
ravages ; elle a été quelquefois précédée , mais le plus souvent suivie de symptômes suffocatifs qui , d'un côté, avaient
pour cause la difficulté de l'éruption , et de l'autre prove-
naient de ce que sur la fin de la maladie , on différait de pur-
ger, snrtout quand le malade restait attaqué d'une toux opi-
niâtre. Dans l'nne et l'autre de ces circonstanees , on a souvent
employé, avec succès, les évacuans par haut et par bas

(45)

Ces symptômes suffocatifs se sont quelquefois montrés avec une telle violence, que plusieurs enfans en sont morts; aussi y a-t-il eu des praticiens qui, effrayés de l'intensité des symptômes suffocatifs, et croyant avoir réellement à faire à des Croups, m'ont fait appeller en consultation. Plusienrs avaient déjà prévenu les parens de la nécessité de la trachéotomie; et j'ai eu beaucoup de difficulté pour leur faire saisir la différence qui existait entre la maladie que nous avions sous les yeux et le Croup essentiel. C'est la facilité avec laquelle certains praticiens ont guéri ces maladies symptomatiques, et le peu de connaissance qu'ils avaient sur la vraie nature et les symptômes essentiels du Croup, qui leur a fait dire qu'ils ne concevaient pas pourqnoi on mettait tant d'importance à s'occuper d'une maladie si facile à guérir.

Quant à la dernière objection par laquelle M. *M. St. Ursin* prétend que la trachéotomie ne peut être admise dans le cas du Croup, parce que cette epération (dit-il) ne detruit pas la maladie, la *lésion organique* (à laquelle je ne puis croire), je ne vois pas que cette objection puisse nuire à ma proposition, qui ne pérd rien de sa valeur. Car pour avoir la certitude de l'avantage que doit procurer cette opération dans le cas du Croup, il suffit de se rappeller qu'il est prouvé dans mes onvrages que dans cette rapide affection, les symptômes suffocatifs ainsi que la mort accélérée, sont dus à l'amas du mucus surabondamment sécrété, qui bouche tous les passages de l'air aux poumons. Or si de bonne heure on enlève par la trachéotomie ce fluide suffocant plns ou moins concret devenu corps étranger; si on laisse la porte ouverte pour empêeher qu'il ne s'en amasse de nouveau, indubitablement les symptômes suffocatifs cesseront, indubitablement la mort arrêtée dans ses pas de géant, laissera

(46)

au *Médecin* le tems et les moyens de la faire rétrograder ;
et enfin en attaquant , comme il convient , la lésion organique , on la forcera de disparaître. Voilà un nouvel espoir
de guérison qui doit militer bien avantageusement ncore ,
en faveur de la trachéotomie , pour le cas du Croup scssen-
tiel.

Si le gouvernement , comme j'ose en faire sentir la nécessité dans différens endroits de mes ouvrages , se charge de
répandre dans tous les départemens , l'Avant-Propos de mon
tsaité du Croup , où j'ai fait sentir l'inutilité et les dangers
des moyens thérapeutiques , et dans lequel j'ai démontré
surabondamment la bénignité , la salubrité et l'innocuité de
la trachéotomie , tout le monde sera pénétré des vérités que
je viens de succinctement énumérer : alors point de doute
que les pères et mères effrayés des dangers qu'encourrent
leurs enfans attaqués du Croup , encourragés d'ailleurs par
l'intérêt qu'ils verront que le gouvernement prend a les dé-
barasser d'un fléau aussi dévastateur ; n'hésiteront point de
donner leur entière coufiance au praticien iustruit qu'ils ap-
pelleront. Ils lui laisseront faire cette opération avec autant
de tranquillité et d'assurance qu'ils en metteut quand on leur
propose la saignée ou toute autre opération qu'ils sont ac-
coutumés à voir pratiquer ; *terremur sæpe rebus inexpertis
quæ in usum semel revocatæ , eadem securitate admittuntur,
quà peraguntur facilitate.*

TABLE DES MATIÈRES